Docteur E. CORGIER

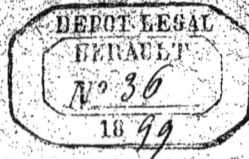

TRAITEMENT

DES INFECTIONS

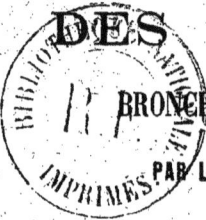

BRONCHO-PULMONAIRES AIGUËS

PAR LE CARBONATE DE CRÉOSOTE

MONTPELLIER
IMPRIMERIE CENTRALE DU MIDI
(HAMELIN FRÈRES)
—
1899

TRAITEMENT

DES INFECTIONS

BRONCHO-PULMONAIRES AIGUES

PAR LE CARBONATE DE CRÉOSOTE

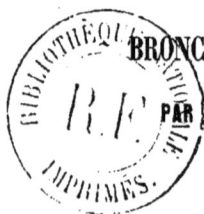

PERSONNEL DE LA FACULTÉ

MM. VIALLETON .... Doyen
HAMELIN (✻)............ Assesseur

PROFESSEURS

Hygiène...................................	MM. BERTIN-SANS.
Clinique médicale.........................	GRASSET (✻).
Clinique chirurgicale.....................	TEDENAT.
Clinique obstétricale et gynécologie	GRYNFELTT.
Thérapeutique et matière médicale.........	HAMELIN (✻).
Clinique médicale.........................	CARRIEU.
Clinique des maladies mentales et nerveuses.......	MAIRET (✻).
Physique médicale.........................	IMBERT.
Botanique et histoire naturelle médicale	GRANEL.
Clinique chirurgicale.....................	FORGUE.
Clinique ophtalmologique..................	TRUC.
Chimie médicale et pharmacie..............	VILLE.
Physiologie...............................	HEDON.
Histologie................................	VIALLETON.
Pathologie interne........................	DUCAMP.
Anatomie	GILIS.
Opérations et appareils...................	ESTOR.
Microbiologie.............................	RODET.
Médecine légale et toxicologie	SARDA.
Clinique des maladies des enfants.........	BAUMEL.
Anatomie pathologique.....................	N...
Id.	Bosc (Ch. du c.)

Doyen honoraire : M. MAIRET (✻).
Professeurs honoraires : MM. JAUMES, DUBRUEIL (✻), PAULET (O ✻).

CHARGÉS DE COURS COMPLÉMENTAIRES

Accouchements	MM. VALLOIS, agrégé.
Clinique ann. des mal. syphil. et cutanées..	BROUSSE, agrégé.
Clinique annexe des maladies des vieillards.	VIRES, agrégé.
Pathologie externe........................	DE ROUVILLE, agrégé.
Pathologie générale	RAYMOND, agrégé.

AGRÉGÉS EN EXERCICE :

MM. BROUSSE	MM. DE ROUVILLE	MM. GALAVIELLE
RAUZIER	PUECH	RAYMOND
LAPEYRE	VALLOIS	VIRES
MOITESSIER	MOURET	IMBERT
BOSC	DELEZENNE	H. BERTIN-SANS

MM. H. GOT, secrétaire.
F.-J. BLAISE, secrétaire honoraire.

EXAMINATEURS DE LA THÈSE :
{ MM. HAMELIN, président.
RODET.
RAUZIER.
GALAVIELLE.

La Faculté de médecine de Montpellier déclare que les opinions émises dans les Dissertations qui lui sont présentées doivent être considérées comme propres à leur auteur ; qu'elle n'entend leur donner ni approbation ni improbation.

TRAITEMENT

DES

INFECTIONS

BRONCHO-PULMONAIRES AIGUËS

PAR LE CARBONATE DE CRÉOSOTE

PAR

Le Docteur E. CORGIER

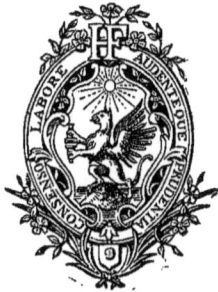

MONTPELLIER
IMPRIMERIE CENTRALE DU MIDI
(HAMELIN FRÈRES)
—
1899

A LA MÉMOIRE

DE MON PÈRE ET DE MA MÈRE

MEIS ET AMICIS

E. CORGIER,

AVANT-PROPOS

Cette étude nous a été inspirée par notre ami M. le docteur Cassoute, médecin des hôpitaux de Marseille, auquel revient incontestablement le mérite d'avoir appliqué d'une *façon systématique* le traitement antiseptique, par le carbonate de créosote, dans les maladies aiguës des voies respiratoires.

Nous pourrions même ajouter que le traitement antiseptique dans ces affections avait été jusqu'à ce jour, non pas négligé, mais même complètement nul, et, comme l'indiquait le docteur Cassoute au dernier Congrès de Pédiâtrie, il est étonnant de voir les traités de thérapeutique les plus complets et les plus modernes parler longuement, au chapitre des pneumonies et broncho-pneumonies, de toutes sortes de traitements : révulsifs sous forme de bains ou vésicatoires, expectorants, toniques du cœur ou de l'état général, et passer tout à fait sous silence les médicaments capables de combattre la cause première, c'est-à-dire l'infection générale et locale.

C'est d'une première série d'observations, dont le docteur

Cassoute a donné le résumé au Congrès de Pédiâtrie, que nous avons tiré les éléments essentiels et les conclusions de notre travail.

Notre ami a bien voulu nous permettre de publier les plus caractéristiques, ce dont nous le remercions bien sincère-ment.

Nos remerciements s'adressent aussi à M. le Dr Chaumier (de Tours), qui, avec une exquise bienveillance, nous a adressé ses diverses brochures sur le carbonate de créosote, sa com-position chimique et son mode d'administration dans la tuber-culose pulmonaire. C'est, en effet, dans cette redoutable maladie que le docteur Chaumier a employé spécialement le carbonate de créosote ; mais nous ne pouvons étudier, dans ce travail, les résultats obtenus dans la lutte contre le bacille de Koch.

Qu'il nous suffise de dire que, sans être aussi remarquable que dans les affections aiguës, l'action du carbonate de créo-sote dans la tuberculose est incomparablement supérieure à celle de la créosote, dont on n'observe aucun des nombreux inconvénients.

M. le docteur Trastour, médecin consultant des hôpitaux de Marseille, médecin de la Compagnie des chemins de fer P.-L.-M., a droit particulièrement à notre reconnaissance. A lui nous devons d'avoir été initié à l'étude de la médecine.

Que MM. les docteurs Jubiot et Jauffret, médecins de la Compagnie des chemins de fer P.-L.-M., qui nous ont sans cesse entouré de leurs savants conseils et de leurs bienveil-lants encouragements, reçoivent ici toute notre gratitude.

Parmi nos Maîtres de l'École de médecine de Marseille,

nous remercions bien sincèrement M. Magon, professeur d'anatomie, de l'intérêt qu'il nous a toujours porté.

Nous adressons tous nos remerciements à notre excellent ami M. Domergue, le distingué pharmacien en chef de l'Hôtel-Dieu, professeur à l'École de médecine et de pharmacie, pour son précieux concours en ce qui concerne la partie purement chimique de notre travail.

Nous ne voulons pas clore la liste de ceux qui ont droit à toute notre sympathie, sans adresser nos respectueux hommages à M. le docteur Blum, professeur agrégé à la Faculté de médecine de Paris, chirurgien de l'hôpital Saint-Antoine, médecin en chef de la Compagnie des chemins de fer de P.-L.-M., sous l'ordre duquel nous sommes resté dix ans, comme secrétaire du service médical P.-L.-M. à Marseille. Sa bienveillance nous a suivi pendant toute cette période.

M. le professeur Hamelin, a bien voulu accepter la présidence de notre thèse. Nous le prions d'agréer l'assurance de notre profond respect ainsi que l'expression de notre plus vive reconnaissance.

TRAITEMENT
DES INFECTIONS
BRONCHO-PULMONAIRES AIGUËS
Par le Carbonate de Créosote

HISTORIQUE

La créosote de goudron de bois, introduite dans la thérapeutique par Reichenbach, en 1832, ne tarda pas à voir son
usage se vulgariser.

Reichenbach utilisa d'abord ses propriétés antiseptiques
dans le pansement des plaies, ulcères, etc... Il l'administra
contre les diarrhées et les hémorragies de la tuberculose et
enfin, avec succès, contre la phtisie elle-même.

La créosote devient bientôt le médicament à la mode. Mais
sa vogue fut aussi courte que sa renommée avait été immense.
Un rapport de Martin-Solon à l'Académie de médecine la fit
tomber dans le plus grand oubli.

Les travaux de Bouchard et de Gimbert, en 1874, vin-
rent de nouveau mettre en évidence ses propriétés antiputri-
des.

Aujourd'hui personne ne conteste à la créosote son pouvoir antiseptique, mais chacun s'accorde à dire que, pour qu'elle fût réellement efficace, il faudrait en donner une quantité assez grande. Or, à hautes doses, la créosote est à la fois un poison et un caustique. Sa toxicité est telle que 2 grammes suffisent pour tuer un chien de moyenne taille.

Cinq grammes ont déterminé la mort chez une fillette de neuf ans par gastro-entérite. *(Wyss. Deutsche Med. Wochenschr, 1894).*

Si on donne la créosote par la bouche, sous forme pilulaire qui est la plus commode, on ne pourra pas dépasser la dose de 2 grammes par jour. L'estomac ne sera même pas longtemps sans présenter des lésions de sa muqueuse, lésions dues principalement à l'action caustique de la créosote.

Si on emploie la voie rectale (on aurait pu par là administrer la dose maximum de 10 grammes par jour), outre que le lavement doit être préparé avec le plus grand soin, pour que l'émulsion de la créosote soit complète, le rectum fatigué à son tour, après deux ou trois semaines d'essais, ne garde plus le lavement. L'absorption devient donc nulle. Et, lorsque il s'agit d'enfants, nous savons tous, par expérience, combien il est difficile de leur faire garder les lavements.

Restent les injections sous-cutanées. Les malades, en général, ne se soumettent pas facilement à cette méthode, non seulement à cause de la quantité de liquide à injecter (40 à 200 grammes pour diminuer la causticité de la créosote), mais surtout à cause de la douleur. Et malgré l'asepsie la plus minutieuse on est toujours exposé à voir surgir des indurations, des abcès ou des gangrènes.

Il fallait donc trouver un produit qui, tout en ayant les propriétés antiseptiques puissantes de la créosote, n'aurait ni ses désagréments, ni ses dangers.

En 1891, un des amis du Dr Chaumier (de Tours), très au courant des progrès de la chimie, lui signale un produit extrait de la créosote, découvert depuis peu dans le laboratoire du D\ Heyden.

Le D\ Chaumier écrit alors au D\ Heyden pour lui demander le nouveau médicament. On lui répond que le *carbonate de créosote* n'est qu'une curiosité de laboratoire qui ne peut être d'aucune utilité en médecine.

Mais Chaumier ne se tient pas pour battu. Il écrit lettres sur lettres et fait tant qu'on finit par lui adresser une dose du nouveau produit.

Entre ses mains, le carbonate de créosote (1) allait entrer dans la thérapeutique pour y faire bientôt ses preuves. Quelques mois après, il communiquait à l'Association française pour l'avancement des sciences (Congrès de Pau, 1892), puis à l'Académie de médecine de Paris (1893), au Congrès de la tuberculose (1893), enfin au Congrès international de médecine de Rome (1894) les résultats plus qu'encourageants de ses expériences, presque toutes, il est vrai, relatives au traitement de la tuberculose.

---

(1) M. Brissonnet, professeur suppléant à l'École de médecine de Tours, le dénomma *créosotal*.

CHIMIE

Le carbonate de créosote s'obtient en faisant passer un courant d'acide chloro carbonique dans une solution de créosote sodée.

C'est une créosote carbonatée formée par un mélange de carbonates de gaïacol, de créosol, de phlorol.

Voici comment M. Brissonnet, professeur suppléant à l'École de médecine de Tours, a exposé la théorie de la préparation du carbonate de créosote :

La créosote, on le sait, n'est pas une combinaison définie, mais un mélange de corps à fonctions phénoliques dans lequel domine le gaïacol et le créosol.

On y trouve les corps suivants qui sont par ordre d'importance :

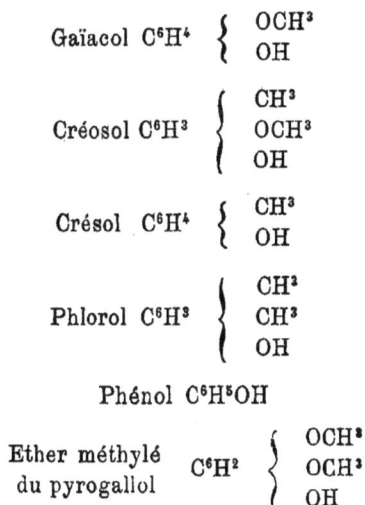

$$
\text{Gaïacol } C^6H^4 \left\{ \begin{array}{l} OCH^3 \\ OH \end{array} \right.
$$

$$
\text{Créosol } C^6H^3 \left\{ \begin{array}{l} CH^3 \\ OCH^3 \\ OH \end{array} \right.
$$

$$
\text{Crésol } C^6H^4 \left\{ \begin{array}{l} CH^3 \\ OH \end{array} \right.
$$

$$
\text{Phlorol } C^6H^3 \left\{ \begin{array}{l} CH^2 \\ CH^3 \\ OH \end{array} \right.
$$

$$
\text{Phénol } C^6H^5OH
$$

$$
\begin{array}{l} \text{Ether méthylé} \\ \text{du pyrogallol} \end{array} C^6H^2 \left\{ \begin{array}{l} OCH^3 \\ OCH^3 \\ OH \end{array} \right.
$$

$$
\text{Ether diméthylé}\atop\text{du méthylpyrogallol} \quad C^6H^2 \left\{ \begin{array}{l} OH \\ OCH^3 \\ OCH^3 \\ CH^3 \end{array} \right.
$$

$$
\text{Ether diméthylé}\atop\text{du propylpyrogallol} \quad C^6H^2 \left\{ \begin{array}{l} OH \\ OCH^3 \\ OCH^3 \\ C^3H^7 \end{array} \right.
$$

On le voit, tous ces corps ont un oxhydrile phénolique qui se combine à la soude. Par exemple, le gaïacol donne le gaïacol sodé :

$$
C^6H^4 \left\{ \begin{array}{l} OCH^3 \\ OH \end{array} \right. +NaOH = H^2O + C^6H^4 \left\{ \begin{array}{l} OCH^3 \\ ONa \end{array} \right.
$$

de même le créosol donne le créosol sodé :

$$
C^6H^3 \left\{ \begin{array}{l} CH^3 \\ OCH^3 \\ OH \end{array} \right. +NaOH = H^2O + C^6H^3 \left\{ \begin{array}{l} CH^3 \\ OCH^3 \\ ONa \end{array} \right.
$$

de même pour le crésol, le phlorol, etc... Tous ces composés sodés sont solubles dans l'eau. On a donc une créosote sodée. Sur cette créosote sodée on fait agir l'acide chloro-carbonique $COCl^2$.

Tous les composants de la créosote passent à l'état de carbonate.

Pour les monophénols, la réaction se fait entre une molécule de $COCl^2$ et deux molécules de monophénol :

$$
\begin{array}{l} C^6H^4 \left\{ \begin{array}{l} OCH^3 \\ ONa \end{array} \right. \\ \\ C^6H^4 \left\{ \begin{array}{l} ONa \\ OCH^3 \end{array} \right. \end{array} +COCl^2 = C^2lNa + \begin{array}{l} C^6H^4 \left\{ \begin{array}{l} OCH^3 \\ O \end{array} \right. \\ \qquad\qquad {}^O\!\!>CO \\ C^6H^4 \left\{ \begin{array}{l} O \\ OCH^3 \end{array} \right. \end{array}
$$

gaïacol sodé   carbonate de gaïacol

Et ainsi de suite pour les carbonates de créosol, de crésol, etc... et pour tous les autres composés phénoliques qui entrent dans la composition de la créosote.

Après l'action du $COCl^2$ tous les composants de la créosote sont carbonatés, et c'est ce mélange qui constitue la créosote carbonatée ou créosotal.

Le carbonate de créosote est un liquide sirupeux à la température ordinaire, devenant très fluide sous l'influence d'une chaleur, même modérée. A l'état de pureté il est incolore (1); il a une odeur faible de créosote et un léger goût de goudron. Il laisse dans la bouche une saveur huileuse qui disparaît bien vite.

Sa densité est de 1,168. Il est insoluble dans l'eau, la glycérine et l'alcool faible. Mais il est soluble, en toutes proportions, dans l'alcool à 95°, l'éther, le chloroforme et la benzine.

Soumis pendant quelque temps à l'ébullition, il brunit peu à peu. Il renferme plus des neuf dixièmes de son poids de créosote (créosote 92, acide carbonique 8.)

En traitant le carbonate de créosote par son volume d'acide sulfurique, on obtient une coloration jaune orange qui ne doit pas virer au brun. La solution dans l'éther, évaporée lentement, ne doit laisser déposer aucun cristal.

On a fait au carbonate de créosote le reproche d'être d'un prix élevé. Rien n'est moins vrai. Il est vendu actuellement par les pharmaciens de cinq à six francs les 100 grammes, soit cinq à six centimes le gramme.

Il est à peu certain que son prix baissera encore lorsque son emploi se sera vulgarisé.

---

(1) On trouve dans le commerce des carbonates de créosote de couleur légèrement ambrée qui proviennent de créosotes impures. Ces médicaments doivent être rejetés de la consommation. (Opinion de M. Domergue, pharmacien en chef de l'Hôtel-Dieu de Marseille.)

ACTION PHYSIOLOGIQUE

Nous savons que les éthers (et le carbonate de créosote est un éther) nécessitent pour se décomposer des milieux alcalins.

Or, le contenu de l'estomac étant acide, l'estomac ne doit être nullement influencé par le carbonate de créosote. C'est aussi ce qui arrive.

C'est donc dans l'intestin, dont le suc est, lui, alcalin que se fait la décomposition.

Voici du reste ce qui se produit lorsque le carbonate de créosote est introduit dans les voies digestives.

Une fois arrivé dans l'intestin, mais dans l'intestin seulement, il se dédouble en ses composés : créosote et acide carbonique.

La mise en liberté de la créosote se fait lentement, très lentement; c'est pourquoi elle n'irrite pas le tube digestif. La décomposition lente a lieu dans toute la longueur du tube digestif et, à cause de cette lenteur même, la créosote mise en liberté est absorbée et éliminée au fur et à mesure de sa formation.

Cette décomposition et cette absorption lentes expliquent aussi pourquoi on peut donner d'emblée de fortes doses sans crainte d'intoxication. D'ailleurs le médicament est éliminé très rapidement; on peut constater, une heure après, l'odeur de l'haleine ou des urines, mais comme l'absorption au niveau de l'intestin est continue, le médicament est fourni d'une façon constante à l'organisme.

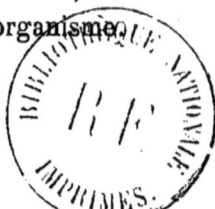

2

C'est là, à n'en pas douter, une des causes qui doivent le plus rendre impossibles les conditions de vitalité des bactéries pathogènes.

Nous pensons que le carbonate de créosote mérite par cela même d'avoir une place importante parmi les antiseptiques intestinaux.

Le carbonate de créosote est absorbé et éliminé par deux voies : le poumon et le rein (1).

L'odeur caractéristique de créosote qui se dégage de l'haleine des malades qui prennent du carbonate de créosote indique assez, sans aller chercher plus loin, que l'élimination se fait par les poumons.

L'urine répand aussi souvent une odeur de créosote. Elle est généralement plus foncée, empruntant quelquefois la couleur vert bouteille; elle peut être aussi franchement noire.

Cette coloration noire peut se produire au contact de l'oxygène de l'air, et des urines émises claires peuvent noircir quelques heures après.

Ces différentes teintes ne doivent pourtant effrayer ni le malade ni le médecin. Elles sont une preuve évidente de l'élimination du médicament par les reins.

Voici la description du procédé dont se sert notre excellent ami Domergue, pharmacien en chef de l'Hôtel-Dieu, professeur de pharmacie à l'École de médecine de Marseille, pour découvrir de très petites quantités de créosote.

Dans une burette graduée de Mohr, munie d'un robinet de

_____

(1) Les recherches que poursuivent depuis quelques jours à peine le Dr Cassoute et M. Domergue, pharmacien en chef de l'Hôtel-Dieu, tendent à prouver que l'élimination par le rein se fait d'une façon très variable. C'est ainsi qu'un malade ne présentait aucune trace de créosote dans ses urines, alors qu'il en prenait depuis sept jours une dose de 10 grammes. L'odeur de l'haleine était au contraire très caractéristique.

verre à sa partie inférieure, on verse 5 centimètres cubes d'urine, puis 2 centimètres cubes de chloroforme.

On agite en faisant basculer la burette sur elle-même, sans secousse, une vingtaine de fois ; après repos, on décante le chloroforme que l'on recueille dans un tube à essais.

On ajoute une pastille de potasse caustique et on chauffe légèrement. On voit alors la pastille se couvrir de taches violettes caractéristiques.

MODE D'EMPLOI ET DOSES

Le carbonate de créosote s'emploie à des doses variant de
1 à 20 grammes par jour, suivant l'âge du malade et la
gravité des lésions.

Certains médecins n'ont pas craint de donner d'emblée de
fortes doses (15 à 20 gr. par jour).

Chez les tuberculeux, Chaumier le fait prendre soit au
moment du repas, soit en dehors, soit pur, soit en émulsion.

Voici les doses prescrites par le Dr Chaumier :

Enfant de 2	mois . .	1 gr. 25 centigr.
—	3	—	1 gr. 90
—	5	—	2 gr. 50
—	14	—	3 gr. 75
—	2 ans 1/2	4 à 5 gr.

Il le donne sous trois formes :

1º En solution dans de l'huile d'olives, chaque cuillerée à
café représentant environ 0,65 centigrammes ;

2º En émulsion selon la formule suivante :

Carbonate de créosote . .	50
Sirop de Tolu	50
Eau distillée	50
Gomme en poudre	10

Chaque cuillerée à café représente 0, 65 centigr.

3º A l'état pur :

Chez l'adulte on prescrit habituellement 10 gr.

On peut aussi l'employer en solution dans de l'huile de foie de morue :

Carbonate de créosote . . .   14 gr.
Huile de foie de morue . . 160 gr.

Chaque cuillerée à soupe contient un gramme. — Deux à sept cuillerées.

On peut aussi le faire prendre dans du lait chaud sucré ou non :

Carbonate de créosote . .   10 gr.
Lait chaud . . . . 100 gr.

Chaque cuillerée à soupe équivaut à un gramme. Agiter pendant dix minutes avant de s'en servir.

On peut remplacer le lait par du vin de Malaga ou tout autre vin de dessert :

Carbonate de créosote . . .   10 gr.
Malaga. . . . . 100 gr.

Chauffer au bain-marie au moment de le prendre.

On peut aussi faire usage de capsules de 0 gr. 50 centigr. — Deux à vingt par jour.

En lavement on formulera :

Carbonate de créosote . . .   10 gr.
Jaune d'œuf.   1
Eau chaude.. . . . . 150 gr.
Laudanum de Sydenham. . V gouttes.

Pour un lavement à prendre chaud et à conserver. — Un lavement matin et soir.

Ces indications ne sont données que pour mémoire. C'est un des modes qu'emploie le Dr Chaumier dans le traitement de la tuberculose. Quant à nous, nous ne l'employons jamais, car dans les infections il n'est pas nécessaire d'avoir recours à ce mode d'administration, le plus grand avantage du carbonate étant de pouvoir être absorbé impunément par la voie stomacale.

Si l'on veut employer les injections hypodermiques, on se servira d'une seringue très propre, munie d'une grosse aiguille. On fera au préalable chauffer le liquide pour le rendre le plus fluide possible.

On injectera de cinq à dix grammes en une fois, lentement, à cause de la viscosité du liquide. Une ou deux injections par jour. Les injections de carbonate de créosote ne sont pas douloureuses.

Le Dr Cassoute l'emploie de la façon suivante :

Chez l'adulte il donne d'emblée dix grammes dans les vingt-quatre heures, à prendre en deux ou quatre fois dans une émulsion. On n'a dans ces conditions qu'à prescrire :

Carbonate de créosote . . .   10 gr.
Émulsion. . . . .   60 gr.

A prendre en quatre fois, une cuillerée toutes les six heures.

Il est encore plus simple de se procurer un flacon de carbonate de créosote pur et d'en donner une cuillerée à café le matin et le soir, à douze heures d'intervalle, dans un bol de lait chaud et sucré. La cuillerée à café représente environ cinq grammes.

Chez l'enfant, le Dr Cassoute estime qu'il y a toujours avantage à formuler, car il est nécessaire de savoir exactement les doses qui sont absorbées.

Ces doses sont les suivantes :

De la naissance à   1 an. . .   0.25 à   1 gramme
de   1   à 4 ans . .   1   à 3   —
de   4   à 6 ans . .   3   à 4   —
de   6   à 10 ans . .   4   à 5   —

On formule alors :

    Carbonate de créosote Q. S. suivant l'âge.

    Émulsion ou looch. . 60 grammes

à prendre en quatre fois, une cuillerée toutes les six heures.

Il n'y a, en effet, aucun inconvénient à donner des doses massives, car il ne faut pas oublier que la décomposition se fait lentement dans l'intestin et qu'il ne peut y avoir d'intoxication.

D'autre part, à cause même de cette décomposition lente, on est sûr que l'organisme est toujours imprégné du médicament et on n'a pas ainsi l'assujettissement de donner une potion toutes les heures ou toutes les deux heures.

Il va sans dire que ces doses pourraient être élevées sans produire d'effet toxique; il suffit pour cela de les comparer à celles qu'emploie le docteur Chaumier. Cependant, dans ces proportions, le docteur Cassoute estime qu'elles sont suffisantes pour obtenir les effets voulus. Souvent même il a donné des quantités plus faibles avec bons résultats; mais comme on ne sait jamais au début si l'infection est plus ou moins virulente, il est préférable, comme pour le sérum de Roux, d'employer d'emblée une dose assez élevée.

Tant que la température n'est pas redevenue normale, on doit continuer la dose primitivement donnée. Si on la diminuait avant, on aurait à peu près sûrement une réascension.

Une fois la température normale obtenue, on peut donner la moitié de la dose première, mais en surveillant attentivement la courbe thermique, pour revenir aux quantités plus fortes, si cette courbe remonte.

Enfin, on ne doit cesser que progressivement, en espaçant et en diminuant les doses et *alors seulement que tout signe d'auscultation a disparu*, car, tant que les lésions ne se sont pas réparées, on peut craindre une réinfection ou une exaltation de virulence des bactéries dont les propriétés pourraient n'avoir été qu'atténuées.

CONSIDÉRATIONS GÉNÉRALES

TRAITEMENT DES INFECTIONS PULMONAIRES

Le carbonate de créosote n'a été employé jusqu'à ce jour que contre la tuberculose pulmonaire. Le fait qu'il est dépourvu de propriétés toxiques et caustiques a permis d'en faire absorber des doses considérables, et on a pu obtenir ainsi des améliorations très sensibles, même des guérisons.

Quelques timides essais avaient été tentés dans les bronchites aiguës ou chroniques, mais nulle part, avant la communication du docteur Cassoute au Congrès de Pédiâtrie, il n'est fait mention de son emploi dans le traitement des affections pulmonaires aiguës.

Cette constatation est d'autant plus étonnante que de nombreux essais avaient été faits dans ces dernières années pour réaliser l'antisepsie interne des divers organes.

En ce qui concerne le tube digestif, les naphtols, le calomel, le salol, le bétol, ont eu et ont encore des partisans convaincus. Pour les voies urinaires, le salicylate de soude, le salol, etc., sont bien souvent employés.

Chose plus bizarre encore, on a tenté de faire l'antisepsie pulmonaire dans la tuberculose pulmonaire, et certes ici la liste des médicaments, créosote en tête, serait longue, et rien, jamais rien dans les affections pulmonaires aiguës.

On peut ouvrir n'importe quel traité de médecine ou de thérapeutique, même parmi les plus modernes, et au chapitre

du traitement des bronchites, pneumonies, broncho-pneumonies, on trouvera de longues discussions sur les différents
modes de révulsion : ventouses, vésicatoires, bains, enveloppements humides partiels ou généraux ; on trouvera aussi une
énumération complète des expectorants, balsamiques, vomi-
tifs, etc...; les indications ayant trait aux accidents cardiaques sont parfaitement développés ; les toniques ou stimu-
lants de l'état général ne sont pas négligés. On cherche à
favoriser par tous les moyens possibles l'élimination des
toxines par le filtre rénal, mais jamais il n'est fait mention
de médicaments pouvant s'adresser à la cause première pro-
duisant ces toxines, c'est-à-dire aux bactéries pathogènes.

Nous ne pouvons en effet considérer comme des médicaments doués d'une action énergique le benzoate de soude
préconisé dans la bronchite, ou l'hyposulfite de soude que
certains auteurs recommandent dans la gangrène pulmonaire.
La seule tentative faite pour combattre l'infection, la sérothé-
rapie, quoique pleine de promesses, n'a donné encore aucun
résultat certain.

D'ailleurs on sait combien sont nombreuses les formes bac-
tériennes des pneumonies ou broncho-pneumonies, et nous
sommes loin de posséder tous les sérums pouvant s'adresser
à chaque espèce microbienne.

En admettant même que nous les possédions tous, les difficultés dans l'application ne seraient-elles pas considérables ?

En premier lieu il faut tenir compte de l'impossibilité où
l'on serait souvent de faire l'examen bactériologique chez les
enfants, par exemple, qui ne crachent pas et fournissent
cependant un contingent si considérable à la mortalité de la
broncho-pneumonie.

En second lieu on admet qu'il y a le plus souvent des associations microbiennes, et le problème devient aussi ardu que
pour le traitement des diphtéries associées. Encore dans

cette affection on sait que l'on doit au moins donner le sérum antidiphtérique et que l'on peut combattre ainsi une partie du mal; l'examen des microbes contenus dans les exsudats de la gorge est facile. Mais quelle serait la situation d'un médecin obligé d'attendre que son malade crache pour injecter un ou plusieurs sérums.

Il ne faudrait pas compter beaucoup non plus sur le diagnostic clinique des différentes formes, l'exemple des angines suffit à prouver combien le diagnostic serait hasardeux dans ces conditions.

Il y a donc dans la méthode sérothérapique une série de difficultés qui, sans être insurmontables, ne sont pas sur le point d'être résolues.

Ce que nous en disons n'est pas pour la proscrire, mais bien plutôt pour essayer de prouver qu'il ne faut pas en attendant rester les bras croisés ou s'en tenir à des procédés que les médecins emploient parce qu'ils sont classiques. Les faibles résultats qu'on en obtient n'ont pas peu contribué à créer ce scepticisme en fait de thérapeutique auquel certains se laissent trop volontiers aller.

Il est vrai que pour ce qui a trait aux traitements antiseptiques des infections pulmonaires, la question est assez complexe. Il ne s'agit pas seulement de faire de l'antisepsie pulmonaire, il faut aussi faire de l'antisepsie générale. La localisation pulmonaire n'est pas tout. Il nous faut donc premièrement un antiseptique capable de pénétrer dans la circulation et pouvant agir à la fois sur l'état local et sur l'état général.

Secondement la condition essentielle pour qu'un antiseptique soit utilisable c'est qu'il n'attaque pas la vitalité des éléments normaux en attaquant celle des éléments pathogènes.

Lorsqu'on a voulu faire de l'antisepsie interne on s'est toujours heurté à cet écueil : ou bien la dose que l'on donne est insuffisante, ou on a des effets toxiques ou caustiques. C'est ce qui est arrivé avec la créosote, avec le naphtol, le salol, etc... et combien nombreuses sont les gastrites qu'Hayem a fort justement appelées *gastrites médicamenteuses.*

Or nous avons démontré, dans les chapitres qui précèdent, que le carbonate de créosote répondait à ces divers deside- rata ; nous avons même insisté sur ce point qu'il n'était pas nécessaire pour obtenir les effets voulus de donner la dose maximum indiquée par les auteurs qui l'ont employé.

Il nous reste à prouver la valeur de ce médicament comme agent thérapeutique.

EFFETS THÉRAPEUTIQUES

———

L'effet thérapeutique le plus immédiat et le plus évident qui résulte de l'administration du carbonate de créosote, c'est l'*abaissement de température*.

Le second résultat est de diminuer dans des proportions très considérables l'évolution des maladies aiguës de l'appareil broncho-pulmonaire en hâtant la cicatrisation des lésions. Enfin il est de toute évidence que cette thérapeutique active met le malade à l'abri des rechutes ou des complications, parfois si redoutables, que l'on observe dans les pneumonies et les broncho-pneumonies.

A. — Chute de la température. — Ce phénomène étant le plus évident, celui qui frappe tout d'abord l'observateur, c'est par son étude que nous commencerons.

Dans les bronchites simples, chez les enfants en particulier, où, sans qu'on observe des symptômes bien alarmants, il arrive de constater, le soir par exemple, un petit mouvement fébrile de 38° et quelques dixièmes avec des râles sonores à l'auscultation, le carbonate de créosote fait merveille.

Nous verrons, en effet, au cours de cette étude que son action est d'autant plus active que l'infection est plus bénigne ; aussi ne faut-il pas s'étonner des résultats particulièrement rapides que l'on obtient dans ces cas légers. Les doses peuvent être alors minimes, et cependant si l'enfant a de la fièvre tous les soirs on constatera la disparition de l'élément fébrile le soir même du jour où on aura donné pour la première fois le médicament.

Si on le continue quelques jours encore, jusqu'à disparition complète des phénomènes d'auscultation, la fièvre ne revient plus ; l'état général languissant s'améliore immédiatement. (Voir observations I, II, III, IV.)

Pneumonies. — Ici l'abaissement de température se produit encore dans les quelques heures qui suivent la première prise du médicament, et l'apyrexie est obtenue dans les vingt-quatre ou au plus tard dans les quarante-huit heures qui ont suivi l'absorption du carbonate de créosote. La chute se fait ordinairement en ligne droite, diminuant matin et soir de quelques dixièmes ou même d'un ou de deux degrés.

Mais là une objection se présente naturellement que nous ne voulons pas éviter. La chute existe à l'état normal dans les pneumonies et on l'observe avec le traitement classique ou même sans traitement.

Le Dr Cassoute répond que, depuis que la grippe est à l'état endémique dans nos pays, ces chutes brusques, classiques il y a quelques années encore, s'observent de plus en plus rarement.

Ensuite on ne les constate généralement qu'à partir du cinquième jour lorsque le souffle tubaire est déjà apparu depuis deux ou trois jours, tandis que, dans les observations qu'ils nous a communiquées et dans une qui nous est personnelle, la chute a été obtenue dans un cas le soir même de l'apparition du souffle, au cours d'une pneumonie centrale (observation VI), dans l'autre cas au premier jour de la maladie (observation V) et dans le troisième cas au deuxième jour (observation VII).

C'est à dessein que nous avons choisi parmi nos observations ces *trois* qui nous paraissent particulièrement concluantes.

Dans d'autres observations notre maître et ami a encore eu la chute de température le jour même de l'administration du médicament, mais comme il s'agit de malades arrivés au moins au cinquième jour, nous n'avons pas voulu les citer parce qu'elles pourraient ne plus être à l'abri de la critique.

Il faut, dit le Dr Cassoute, *avoir expérimenté soi-même le carbonate de créosote pour voir autre chose qu'une coïncidence dans les chutes constantes de température que l'on obtient le jour même de la première prise du médicament.*

D'ailleurs, il y a un moyen de vérifier qu'il ne s'agit pas là d'une simple coïncidence. Tous ceux qui expérimenteront le carbonate de créosote observeront des réascensions de température s'ils en cessent trop rapidement l'emploi.

C'est en quelque sorte la contre-épreuve et, au début de ses essais, le Dr Cassoute a souvent observé ce phénomène qui est aujourd'hui pour lui une démonstration évidente de l'action du médicament.

Est-il possible de juguler la maladie au début ? La question est des plus difficiles à résoudre, car si l'on donne le carbonate de créosote avant l'apparition du souffle, on pourra toujours objecter qu'on n'a pas été en présence d'une pneumonie. Sur ce point, il serait nécessaire d'avoir un très grand nombre d'observations.

A l'hôpital il est bien difficile d'en trouver, car les pneumonies arrivent à une époque assez avancée de leur évolution. Toutefois, on peut admettre logiquement que le traitement doit être d'autant plus efficace qu'on se trouve plus rapproché du début, et le docteur Cassoute nous a entretenu de deux observations qu'il possède et qui, pour être définitivement

concluantes, ont besoin d'être confirmées par plusieurs autres.
Les recherches qu'il poursuit lui permettent d'espérer que,
sous peu, il pourra, à cet égard, apporter des conclusions
intéressantes.

Broncho-pneumonies. — Les résultats thérapeutiques que
nous allons signaler, en ce qui concerne les broncho-pneumonies, ont tous trait à des broncho-pneumonies primitives (1).
C'est dans cette catégorie que notre Maître a fait ses premières
observations. Il compte publier lui-même les résultats obtenus
dans les broncho-pneumonies secondaires de la rougeole, de
la coqueluche ou de la diphtérie, et nous pouvons d'ores et
déjà annoncer qu'ils sont aussi démonstratifs que ceux qui
vont suivre et que nous lui empruntons (2).

La broncho-pneumonie est une maladie insidieuse, capricieuse, et l'on sait combien la courbe thermique peut présenter d'irrégularités. Nous pouvons cependant poser en prin-
cipe que l'on n'observe pas de défervescence complète dans
les deux ou trois premiers jours de son évolution. Même au
cours de la maladie, si on observe de fortes rémissions de
température, on n'observe cependant pas de défervescence
vraie.

Pour avoir recours aux autorités classiques, nous ne sau-
rions mieux faire que d'appuyer notre opinion de celle de
d'Espine et Picot qui disent en propres termes dans leur
Traité des maladies de l'enfance : « L'élévation de la température est considérable *pendant quelques jours*, mais bientôt
apparaissent de fortes rémissions matinales et la fièvre *con-*

---

(1) Les broncho-pneumonies grippales sont comprises dans cette catégorie.

(2) Nous croyons devoir réserver notre opinion en ce qui concerne la diphtérie. Les quelques malades traités dans ces derniers temps dans le service
du Dʳ d'Astros, à la Conception, n'ont pas fourni des résultats brillants. Il
s'agissait de cas très graves et très avancés.

serve le type rémittent pendant une grande partie de la maladie ; le niveau général de la courbe thermique peut s'élever et s'abaisser plusieurs fois de suite, mais on *n'observe pas de défervescence vraie.* Quant la terminaison est heureuse, la température ne revient que lentement à la normale ; toute élévation ou *toute chute subite* du thermomètre est de mauvaise augure. »

Il est cependant nécessaire de faire une distinction suivant la forme clinique et, il va sans dire, que de même qu'à l'état normal et avec le traitement classique une broncho-pneumonie pseudo-lobaire n'évolue pas comme une bronchite capillaire ou la forme lobulaire disséminée, de même n'aurons-nous pas des résultats semblables avec le traitement que nous préconisons.

La question vaudrait d'être éclaircie au point de vue bactériologique, non seulement quant à l'espèce microbienne qui peut donner lieu à telle ou telle forme, mais encore quant à la virulence de ces espèes. On peut cependant supposer à *priori* qu'un médicament antiseptique ne peut agir de la même façon dans des infections de nature ou d'intensité diverses.

Sans avoir la prétention d'entrer plus avant dans cette question que l'auteur de cette nouvelle thérapeutique cherche à résoudre, il nous suffira de donner des résultats cliniques.

La conclusion à laquelle arrive actuellement le docteur Cassoute, basée, répétons-le, exclusivement sur l'observation clinique, est, ainsi qu'il fallait s'y attendre, qu'on peut avoir dans la forme pseudo-lobaire, celle où l'on observe un ou plusieurs foyers de souffle nettement circonscrits, une chute rapide et et définitive, même dès le début. Il n'en est pas ainsi dans la forme serpigineuse, lobulaire disséminée. Dans ces cas-là on peut avoir, dès l'administration du médicament, une défervescence complète, mais l'effet ne se maintient pas toujours, même si l'on continue l'antiseptique, et il n'est pas rare de voir la température remonter le lendemain ou le surlendemain.

Mais on n'arrive jamais, chez les enfants en particulier, aux températures de 40° et quelques dixièmes, et la chute se fait quand même très rapidement, en lysis, avec une durée totale de sept à huit jours au maximum. On a dans ce cas l'impression que la durée de cette courbe a été considérablement diminuée, et on ne voit pas, ainsi que nous l'indiquerons plus loin, ces évolutions atteignant au minimum deux à trois semaines, avec des convalescences entrecoupées par des rechutes. Il suffit en un mot de comparer la courbe avec celles des broncho-pneumonies classiques pour être convaincu du résultat.

B. — Modifications de l'état local pulmonaire. — Le carbonate de créosote s'élimine en grande partie par les poumons; il suffit pour s'en convaincre de respirer l'haleine du malade; l'air de la chambre des malades est même fortement imprégné de ces émanations.

Il n'y a donc pas lieu de s'étonner des modifications remarquables que l'on observe du côté des signes d'auscultation.

De même que pour la température nous trouvons ces modifications d'autant plus rapides et remarquables que les signes sont légers ou rapprochés du début. *Dans les bronchites simples le succès est banal,* et le Dr Cassoute ne recueille même plus les observations tellement elles se ressemblent toutes.

Nous avons résumé également dans nos observations l'opinion du Dr Chaumier qui est parfaitement concordante. En deux ou trois jours, suivant l'intensité, on note la disparition des ronchus sibilants, ronflants, etc... la toux devient moins pénible et plus grasse et l'expectoration facile.

Dans la pneumonie au début, alors que l'hépatisation est peu avancée, on peut obtenir très rapidement en un ou deux jours la disparition du souffle immédiatement remplacé par des râles de retour qui persistent eux-mêmes très peu. Il n'en est pas de même si l'on traite une pneumonie arrivée à un stade plus avancé. Il est facile de comprendre que dans ces cas l'antiseptique ne peut faire disparaître immédiatement les lésions constituées par la chute des épithéliums, les infiltrations de cellules embryonnaires, etc...

Il faut à ces lésions le temps de se réparer; elles le font dans un milieu antiseptique qui active très rapidement leur guérison et les met à l'abri des réinfections. En d'autres termes la résolution et la disparition complètes des signes d'auscultation nous ont paru être toujours beaucoup plus rapides.

Ces considérations s'appliquent en tous points aux *broncho-pneumonies* à forme pseudo-lobaire et à foyers nettement circonscrits.

Dans les formes lobulaires disséminées, de même que la chute de température n'est toujours pas subite ou ne se maintient pas, de même on n'enraye pas toujours, en administrant le carbonate de créosote dès le début, l'évolution de la localisation pulmonaire.

Il arrive même que les phénomènes d'auscultation persistent assez longtemps après la défervescence, mais cette durée est toujours moins longue que dans les cas traités par d'autres procédés. On n'observe jamais ces foyers de râles persistant un temps infini et résistant à tous les moyens de révulsion, vésicatoire, pointes de feu, etc...

Et, chose encore plus importante, une fois les signes d'auscultation disparus, si le médicament a été pris pendant un temps suffisamment long, il n'y a pas de rechutes.

Si une complication plus grave survient au cours d'une broncho-pneumonie, une gangrène pulmonaire par exemple, (voir l'observation citée plus loin), et que le traitement antiseptique soit appliqué à une période où la lésion pulmonaire est déjà très avancée, on pourra obtenir la guérison, mais d'une façon très lente, et malgré un état général excellent les signes d'auscultation ne disparaîtront qu'au bout d'un ou de plusieurs mois.

C. — ACTION SUR L'ÉTAT GÉNÉRAL. — La maladie étant très abrégée dans sa période fébrile et les lésions ayant une tendance plus rapide à se réparer, l'état général subit le contre-coup de ces améliorations.

On voit les phénomènes généraux disparaître en même temps que la température baisse.

En d'autres termes, si l'on a une chute brusque, la disparition des symptômes graves se fait rapidement.

Dans les broncho-pneumonies où la défervescence est plus lente, on a la sensation que la maladie a été considérablement écourtée dans sa marche et, de fait, la convalescence passe presque inaperçue. Or on sait combien cette convalescence est parfois pleine de périls dans certaines broncho-pneumonies. Le malade, étant profondément affaibli par une longue période fébrile, résiste moins aux réinfections contre lesquelles aucune thérapeutique antiseptique ne le protège.

Ici il n'en est plus de même ; non seulement la période fébrile a été le plus souvent réduite au minimum, mais encore, l'antisepsie étant maintenue un certain temps même après la défervescence, le malade évite facilement les rechutes.

Il nous paraît logique d'admettre qu'il évite aussi plus facilement les lésions que peut déterminer du côté des autres organes une infection prolongée (néphrites, cardiopathies, scléroses etc.), et surtout les infections tuberculeuses qui, dans les salles d'hôpital principalement, trouvent un terrain tout préparé par une maladie aiguë de l'appareil broncho-pulmonaire.

La forme traînante de la pneumonie et de la broncho-pneumonie, celle qui n'est pas tuberculeuse au début, mais qui peut le devenir, nous paraît devoir être facilement évitée

avec le traitement antiseptique. Cette étude sur l'état général dans le traitement par le carbonate de créosote doit
embrasser aussi les modifications qui se produisent du côté
des autres organes.

La plus importante est eelle que l'on obtient du côté de
l'appareil digestif. Nous y insistons d'autant plus volontiers,
que les reproches adressés à la créosote pure ont pu être
vérifiés par tous les médecins.

Avec le carbonate, non seulement il n'y a pas intolérance,
mais même il y a une amélioration très remarquable des
signes cliniques habituels de l'appareil digestif. Dès que la
chute est obtenue, la langne se dépouille, *l'appétit revient
impérieux*, et les enfants en particulier réclament à manger
avec autant d'insistance que dans la fièvre typhoïde.

Il y a toutefois cette différence, c'est qu'il n'existe aucune
raison pour ne pas satisfaire leurs désirs, dans les limites
convenables, bien entendu, et le Dr Cassoute a même pour
habitude d'alimenter ses malades, dès que la défervescence
est complète, ce qui, d'après lui, est encore la meilleure
façon de les tonifier et d'abréger leur convalescence.

On peut en même temps continuer le carbonate de créosote
et il n'y a pas d'exemple que ce médicament trouble la diges-
tion.

Du côté de l'intestin, mêmes modifications.

Il n'est pas rare, en effet, de voir la diarrhée disparaître,
lorsqu'elle existe, et, bien que le médicament se décompose
dans l'intestin, il n'y a ni coliques, ni intolérance intestinale.

Enfin les accidents cardiaques ou l'albuminurie ne contre-
indiquent pas l'emploi du carbonate de créosote.

Pour les premiers, on emploiera simultanément les toniques du cœur et, s'il y a de l'albumine, on surveillera étroi-
tement la fonction urinaire, prêt à cesser le médicament s'il
y avait insuffisance du côté de cet appareil. Mais le fait n'a

jamais été noté, et nous avons même vu que la coloration noirâtre n'était pas un signe d'intolérance.

Depuis quelque temps, sur les indications du Dr Cassoute, M. le Dr d'Astros emploie le carbonate de créosote chez ses diphtériques, soit pour prévenir l'infection broncho-pulmonaire après une intubation ou une trachéotomie par exemple, soit pour combattre les broncho-pneumonies.

Or, dans la diphtérie, il y a presque toujours de l'albuminurie et le médicament a toujours été bien supporté (1).

Nous ne décrirons pas les signes d'intoxication par le médicament, car nous ne les avons jamais observés avec les doses que nous indiquons.

(1) Nous avons indiqué précédemment que, si le médicament est bien supporté malgré l'albuminurie dans la diphtérie, si même on peut compter sur ses effets prophylactiques, les effets thérapeutiques ne sont pas encore concluants.

OBSERVATIONS

BRONCHITES AIGUES

Observation I

(Due à l'obligeance du Dr Cassoute, médecin des hôpitaux de Marseille)

Bronchite traînante chez un enfant de trois ans. — Fièvre le soir. — Guérison complète en trois jours de l'administration du carbonate de créosote.

Le jeune C., âgé de trois ans, m'est amené une première fois au dispensaire au commencement du mois de septembre 1898. Il tousse depuis une semaine environ, semble bien dans la journée et dès le soir venu devient abattu et chaud au dire de sa mère. Les nuits sont agitées, l'appétit est irrégulier, la langue saburrale. Je trouve à l'auscultation des râles sonores disséminés et quelques râles muqueux.

Je prescris à ce moment un vomitif, de la teinture d'iode en badidigeonnages, une potion de benzoate de soude et un lavement de chlorhydrate de quinine, 0,25 centigrammes le soir. Je reste une semaine sans voir l'enfant. A la seconde visite, la mère me dit que l'amélioration n'a pas été sensible et, de fait, l'enfant a légèrement maigri, les fonctions digestives s'accomplissent mal et la fièvre reparaît le soir seulement. Dans la journée le bébé est relativement bien, sauf la toux. Les signes d'auscultation ne se sont pas modifiés, ils ont plutôt augmenté. Je prescris alors 2 grammes de carbonate de créosote dans une émulsion à prendre en quatre fois dans les vingt-quatre heures. Trois jours après, les parents enchantés me ramènent l'enfant qui est absolument bien, d'après eux.

Le soir du même jour où il a pris le carbonate de créosote, la fièvre n'est pas survenue, la nuit a été moins agitée et la toux est devenue plus grasse. J'ausculte mon petit malade et je ne trouve presque plus rien. Disparition complète des râles muqueux et des ron-

chus, à peine quelqu es sibilants à la toux. Le surlendemain la guérison est définitive ; l'enfant a repris son appétit, ne tousse plus,
mange et dort bien.

Observation II

(Due à l'obligeance du Dr Cassoute)

Bronchite simple avec fièvre. — Le cinquième jour, carbonate de créosote.
Guérison le lendemain.

Le jeune B., âgé de sept mois, est vu au dispensaire le 17 octobre
1898. Il a de la fièvre depuis quatre ou cinq jours, principalement
le soir. Le matin l'état général semble meilleur et la fièvre disparaît,
mais la toux est sèche, fatigante et opiniâtre. A l'auscultation on
entend des râles muqueux à droite et des sibilants. A gauche, râles
sonores sibilants et ronflants. J'ordonne 0,50 centigrammes de carbonate de créosote, sans autre médication, à prendre en deux fois,
une cuillerée le matin, une cuillerée le soir. Le médicament est pris
pour la première fois dans la soirée à six heures, et au dire de la mère
l'enfant est encore chaud ce soir-là et paraît agité. Par contre, la
journée du lendemain est meilleure, la toux est devenue grasse, et le
soir du second jour l'enfant n'a plus de fièvre et la nuit parfaite. Je
revois le petit malade deux jours après l'administration du médicament, les signes d'auscultation ont complètement disparu.

Observation III

(Due à l'obligeance du Dr Cassoute)

Bronchite grippale avec foyer de congestion. — Menace de broncho-pneumonie.
Guérison en quatre jours.

Le 10 novembre 1898, je vois, à sept heures du soir, le jeune Z,.
âgé de neuf ans. Les parents me racontent que l'enfant a été pris le
8 subitement d'une fièvre violente avec courbature et céphalée fron-
tale. La température n'a pas été prise au début, mais la toux étant
survenue et la fièvre ne cédant pas, ils m'ont fait appeler.
Au moment de ma visite, le petit malade a 39°2. Je trouve à l'aus-

cultation des râles de bronchites disséminés, mais plus marqués à droite, et au niveau de l'épine de l'omoplate je constate un foyer de râles crépitants, sans souffle.

Je prescris immédiatement 4 grammes de carbonate de créosote à prendre en quatre fois, une cuillerée toutes les six heures. La première est prise à neuf heures du soir. Le lendemain à dix heures du matin l'enfant a 37°2 ; les râles sont moins nombreux, les crépitants persistent ; le soir 37°3 seulement ; les râles de bronchite ont encore diminué d'intensité, les crépitants sont encore très nets, mais paraissent à bulles plus grosses. Le lendemain toujours pas de fièvre, disparition des râles de bronchite. A la place des crépitants on trouve des râles à grosses bulles. L'enfant demande impérieusement à manger. La langue est bonne.

Le 14, il n'y a plus rien à l'auscultation, la dose a été diminuée de moitié le 12. Je donne 0,50 centigr. par jour pour plus de précaution jusqu'au 16, où la guérison est définitive.

Pas de révulsion sous aucune forme, pas d'autre médication.

Nous avons choisi ces observations comme typiques parmi celles que possède le Dr Cassoute. Toutes celles qu'il a recueillies se ressemblent et, à l'heure actuelle, il les considère comme banales et toutes calquées sur le même modèle.

C'est également l'opinion du Dr Chaumier qui, sans avoir essayé le carbonate de créosote dans des infections plus graves, pneumonies et broncho-pneumonies, l'a cependant employé avec succès dans les bronchites simples.

Voici, du reste, comment il résume lui-même ses impressions :

« Citer les trente observations dans lesquelles j'ai employé le carbonate de créosote serait raconter trente fois la même histoire.

» Un enfant toussait depuis plus ou moins longtemps ; il avait perdu en partie l'appétit. L'auscultation révélait des ronflements, des sibilances et parfois des râles muqueux, souvent de la simple rudesse respiratoire ou même une respiration parfaitement normale.

» On donna pour tout traitement à cet enfant une petite dose de carbonate de créosote, variable suivant son âge.

» *On n'appliqua pas de vésicatoire; on ne fit pas vomir le petit malade; on ne lui donna ni kermès, ni oxyde blanc d'antimoine, ni aconit, ni opium.....* et la bronchite évolua régulièrement vers la guérison dans un temps relativement court, et cela sans la moindre complication. »

M. le Dr Chaumier attribue au carbonate de créosote dans la bronchite, le même rôle qu'au naphtol dans la fièvre typhoïde. Il aseptise, dit-il, les voies respiratoires et s'oppose aux complications.

Observation IV

(Due à l'obligeance du Dr PLATON, ancien interne des hôpitaux.)

Bronchite chez une fillette de deux ans. — Administration du carbonate de créosote. — Guérison au troisième jour.

P... (Marguerite), deux ans, 20 janvier 1899, deuxième jour d'une bronchite chez une fillette de deux ans. Râles sonores et nombreux dans toute l'étendue des deux poumons, difficulté respiratoire; température : 39°5.

Traitement : ipéca, potion avec 2 grammes de carbonate de créosote.

21. — Température : 38°3.

Phénomènes d'auscultation sensiblement diminués. L'enfant a reposé trois heures environ.

23. — Température : 37°8.

Alimentation légère : lait et œufs.

Sommeil parfait.

Phénomènes pulmonaires : quelques râles muqueux.

PNEUMONIES

Observation V

(Due à l'obligeance du Dr CASSOUTE)

Pneumonie chez un enfant de trois ans. — Carbonate de créosote et chute de la température le premier jour de la maladie. — Deux réascensions coïncidant avec la suppression brusque et la diminution de la dose. — Défervescence définitive avec la reprise de la dose primitive.

Le 23 décembre 1898, je suis appelé, dans la matinée, pour voir la jeune E..., âgée de trois ans, qui tousse depuis deux ou trois jours. Les parents, dressés à la pratique du thermomètre, ont pris la température et l'on trouvée normale. L'enfant, d'ailleurs, à part sa toux opiniâtre et sèche, est en parfait état de santé.

Cependant dans la nuit, après avoir dîné avec un peu moins d'appétit qu'à l'ordinaire, elle est prise d'un frisson accompagné de vomissements. La toux est de plus en plus forte et provoque, du côté gauche, une douleur que l'enfant, très intelligente, indique parfaitement. La nuit est très agitée, et le matin de bonne heure, c'est-à-dire le 24, je suis appelé. La température est de 39°9. A l'auscultation, je perçois, dans la région axillaire gauche, vers la base, un souffle dont le timbre est déjà assez rude. Pas de râles du même côté ; quelques sibilants à droite.

Le début brusque, le frisson, le point de côté, les vomissements, les signes d'auscultation enfin bien localisés m'imposent le diagnostic de pneumonie.

Le début s'étant produit vers dix heures du soir environ, *nous sommes à peine à la douzième heure de la maladie.* Je prescris immédiatement 2 grammes de carbonate de créosote à prendre en quatre fois, une cuillerée toutes les six heures. La première dose, soit 0,50 centigr., est prise à neuf heures. A deux heures, la température est à 39°6 ; à quatre heures, 39°5 ; à *huit heures, enfin,* 38°5. Il n'y a pas encore vingt-quatre heures que la maladie a débuté.

Le lendemain matin la défervescence n'est pas complète, mais la chute s'accentue 38°2. Le souffle persiste mais a diminué d'intensité. Le soir enfin à sept heures, il n'y a plus que 37°5. *La défervescence* a donc été complètement obtenue quarante-huit heures après le *début de la maladie* et trente-six heures après la première dose du médicament. La toux devient moins pénible, l'état général s'améliore rapidement, le souffle fait place à un timbre rude de la respiration, avec quelques râles, mais seulement à la toux.

Le 26 et le 27, la température se maintient dans les environs de 37°. Malgré mes recommandations les parents, très effrayés par la coloration noire des urines que je leur ai dit être due au médicament, restent quarante-huit heures sans en donner.

Aussi dans l'après-midi du 28, un frisson violent reparaît avec nouveau point de côté, et le soir la température est à 39°5. Cependant il n'y a pas de modification appréciable du côté des signes d'auscultation. J'ordonne de reprendre le carbonate de créosote, mais pour calmer les appréhensions des parents et ne constatant pas de nouveau souffle, je fais prendre seulement une cuillerée à soupe, soit 0,50 centigrammes. Le lendemain il y a une tendance à la chute 38°2, mais le souffle que je n'avais pas constaté la veille au moment du frisson a reparu très net. Le soir cependant le thermomètre a plutôt une tendance à baisser 38° et je n'augmente pas la dose.

C'était là de ma part, je l'avoue, un tort grave, car elle était probablement insuffisante ; en effet le lendemain j'ai encore 38°5 le matin et 38°5 le soir avec persistance du souffle. Je donne 1 gr. 50 de carbonate dans la journée et la température tombe à 37°4 le lendemain matin et à 37°3 le soir. Le souffle diminue et les parents, en présence de cette température rassurante, malgré un premier avertissement, ne donnent ce jour-là qu'une cuillerée à quatre heures de l'après-midi. *Cette diminution de dose nous vaut le lendemain matin une nouvelle ascension avec frisson à 39°.*

Mieux instruit cette fois-ci, j'use de toute mon autorité pour faire reprendre la dose primitive soit 2 grammes dans les vingt-quatre heures. Le soir même nous avons une chute à 37° et le thermomètre n'est plus remonté depuis. Il est vrai que le carbonate de créosote fut continué à la dose de 2 grammes pendant cinq jours encore, date à laquelle le souffle, après s'être progressivement atténué, fut remplacé par des râles de retour.

Observation VI

(Due à l'obligeance du Dr Cassoute)

Pneumonie centrale. — Défervescence au cinquième jour au moment de
l'apparition du souffle.

Le 26 octobre 1898, je suis appelé auprès de la veuve A., âgée de
soixante-quatre ans, qui a eu dans la soirée un frisson violent avec
point de côté. La température à sept heures du soir est à 39°8.

Malgré l'auscultation la plus minutieuse, je ne constate aucun signe anormal. Je prescris sans succès de la quinine, une potion à
l'acétate d'ammoniaque.

Cet état dure jusqu'au 30. Le point de côté est toujours intense,
la fièvre oscille entre 39° et quelques dixièmes, et toujours rien à
l'auscultation. Je pense, à cause de la persistance et de la violence
du point de côté, à un épanchement pleurétique en voie de formation,
lorsque le 30 au matin je découvre à gauche un beau souffle tubaire.

En raison de l'apparition tardive de ce souffle, de l'âge de la malade et de la gravité de l'état général, je pose le diagnostic de pneumonie centrale.

La température est encore le 30 au matin à 39°5, la respiration est
fréquente, la langue sèche. Enfin tout semble indiquer une allure
grave.

Je prescris à ce moment 10 gr. de carbonate de créosote à prendre en deux fois, dans une tasse de lait, à douze heures d'intervalle
et je supprime tous les autres médicaments. La première cuillerée
est prise à dix heures du matin. Le soir à sept heures le thermomètre
ne marque plus que 38°8 et l'état général semble meilleur. Le lendemain matin, sixième jour de la maladie, vingt-quatre heures de traitement au carbonate de créosote, la température est à 38°4, le soir
à 38°5. Tout semble indiquer la résolution. Les râles de retour apparaissent, le souffle est moins rude, l'état général s'améliore très rapidement. *Il y a eu quelques heures* après la première cuillerée des
urines franchement noires, et cependant la malade est loin d'avoir
l'air intoxiquée. Enfin, le surlendemain, quarante-huit heures de traitement, la température tombe à 36°8, et reste définitivement normale.
Nous sommes au septième jour de la maladie et le souffle était apparu
deux jours avant. L'appétit revient impérieux et la convalescence

est en quelque sorte nulle. Enfin le 5, c'est-à-dire le dixième jour de la maladie, il n'y a plus que quelques râles qui disparaissent définitivement deux jours après.

Depuis le 2, Mme A... ne prend plus que 5 gr. en deux fois dans les vingt-quatre heures.

Le 5 je donne seulement 2 gr. 50, c'est-à-dire la moitié d'une cuillerée à café, et le 7 le médicament est supprimé.

Observation VII

(PERSONNELLE)

Pneumonie. — Chute de température au troisième jour. — Guérison rapide.

Le 3 octobre 1898, je suis appelé chez Mme G..., âgée de trente-neuf ans, qui a eu, la veille, un point de côté et un frisson. Je la vois à neuf heures du matin et je ne constate rien à l'auscultation, mais il y a quelques crachats rouillées. Le soir je trouve un souffle tubaire large occupant la région moyenne du poumon droit. La température est à 39°9. Je prescris 10 grammes de carbonate de créosote à prendre en deux fois.

Le lendemain matin, 4, la température est à 38°2, il y a de nombreux râles de retour, le soir 38°. Le 5, la température est à 37°1, le souffle a disparu, il n'y a plus que des râles de retour. La malade demande à manger. L'état du tube digestif paraît d'ailleurs remarquablement bon. La langue est blanche mais pas sale, et les selles ont été normales avec une forte odeur de créosote. Les urines n'ont pas été colorées.

La convalescence est nulle, et au sixième jour Mme G.... peut être considérée comme guérie. Le 5 la dose a été diminuée de moitié, et le 10 le carbonate de créosote est définitivement supprimé.

BRONCHO-PNEUMONIES

Observation VIII

(Due a l'obligeance du Dr CASSOUTE, recueillie par M. OLMER, interne du service.)

Broncho-pneumonie survenant au vingt et unième jour d'une infection probablement grippale à forme typhoïde. — Accidents cardiaques. — Carbonate de
créosote. — Guérison rapide.

Le sujet est un Italien du nom de Micheleto A..., âgé de vingt-
quatre ans, exerçant la profession de journalier.

Ce malade avait été pris, depuis une quinzaine de jours, de malaise,
de frissons répétés, d'anorexie, de maux de tête, de courbature gé-
néralisée.

Il persistait pourtant à travailler, mais les symptômes, loin de
s'amender, s'aggravant, il se vit forcé de s'aliter.

Une dizaine de jours se passent ainsi, mais la fièvre persiste toujours ; la céphalée et l'anorexie augmentent, les douleurs s'accen-
tuent, mal localisées dans la poitrine, la diarrhée s'installe et le malade est obligé d'entrer à l'hôpital.

Lorsque nous le voyons à notre visite du 22 octobre 1898, nous le
trouvons très abattu, en proie à un état typhoïde très marqué ; il répond difficilement à nos questions. Sa langue est saburrale, rouge
sur les bords ; son ventre est douloureux, surtout dans la fosse iliaque
droite.

Notre attention n'est pas spécialement attirée du côté de la poitrine où nous constatons cependant des deux côtés des râles de bronchite, et, à la base droite, un foyer assez étendu de râles crépitants à
bulles moyennes. La température est de 40°1, le pouls bat dans les
environs de 100, il est fort et bien frappé.

Le malade est bien musclé, vigoureux, et, des quelques renseignements que nous avons pu en tirer, nous ne constatons aucune tare
dans ses antécédents héréditaires ou personnels, excepté cependant

un état névropathique assez marqué qui se manifestait par un caractère très irritable et des cris pendant son sommeil.

A la visite du lendemain matin, la température s'est sensiblement abaissée 39°, mais l'état typhoïde est toujours très marqué. Le malade a un peu de diarrhée. Les urines peu abondantes contiennent des traces d'albumine à l'analyse faite par la chaleur et le sulfate de soude en excès. La dyspnée est intense.

L'impression est que l'on se trouve en présence d'une dothiénentérie avec congestion pulmonaire, surtout à droite. Cependant un examen attentif ne permet pas de trouver des taches rosées, et la rate soigneusement explorée est un peu douloureuse, mais n'est pas cliniquement augmentée de volume.

Le soir la température remonte à 40°3 pour redescendre le 24 au matin à 39°8. Le pouls reste bon, bien qu'un peu fréquent, de 104 à 112, les bruits du cœur sont un peu sourds.

Le 25 on fait cinq entéroclyses par jour (1), et le cœur paraissant se contracter mollement, on ordonne une potion avec 0,10 cent. de sulfate de spartéine.

Du côté de l'appareil pulmonaire les râles observés à la base droite sont beaucoup plus nombreux et à plus grosses bulles. L'expectoration est devenue plus abondante, muco-purulente, sans coloration rougeâtre.

Ces signes persistent les jours suivants ; la température se maintient dans les environs de 40°, et même à partir du 26 au-dessus de la ligne 40°. Le pouls bat 104, les bruits du cœur sont toujours sourds ; le bruit systolique est particulièrement mal frappé. La potion à la spartéine est alors supprimée et remplacée par des injections sous-cutanées de caféine et d'ergotine. L'entéroclyse est régulièrement continuée, mais la baisse thermique amenée par chaque irrigation intestinale (en moyenne 0°4) ne dure pas et la courbe moyenne de température n'a pas de tendance à fléchir.

Le délire est bruyant.

Le séro-diagnostic pratiqué le 28, c'est-à-dire le vingt-deuxième jour environ de la maladie, est nettement négatif. Le diagnostic reste

(1) Les typhiques étaient tous soumis dans le service, sauf indications spéciales, au traitement par l'entéroclyse répétée plusieurs fois par jour. M. Hondelekt, externe du service, recueillait sur ce sujet des observations pour sa thèse.

pendant entre une granulie ou une forme pulmonaire de la grippe.

Le 28 octobre au soir la température était encore à 40°3, avec la tendance très nette à s'abaisser. En effet le 29 au matin elle n'est plus qu'à 40°1 et le soir à 39°, abaissement de plus d'un degré avec une amélioration notable de l'état général. Le pouls est un peu mou à 96.

Le 30 et le 31 la baisse s'accentue davantage, 38°2 ; mais cette rémission est de courte durée. La température remonte subitement le lendemain matin à 39°4 et le soir à 39°6. Le délire qui avait disparu reparaît de nouveau. Le malade se plaint de la tête et accuse des douleurs aiguës dans la poitrine.

Le 2 novembre au matin le thermomètre monte à 39°9. L'examen de la poitrine pratiqué révèle la présence à la base droite d'un foyer de râles crépitants. *Au-dessus de ce foyer, sous l'épine de l'omoplate* un souffle rude, intense, se fait entendre. Du côté gauche l'on observe peu de signes, un peu d'obscurité à la base, de la respiration supplémentaire aux deux sommets et à la partie moyenne du poumon gauche.

On supprime les entéroclyses que l'on remplace par des enveloppements humides du thorax et l'on ordonne à partir de ce moment 6 grammes de carbonate de créosote par jour dans une potion. *Dans les vingt-quatre heures qui suivent l'administration du médicament la température tombe brusquement à 38°7.* L'état général est toujours grave, le délire continue. Le malade crie surtout pendant la nuit et empêche ses voisins de dormir.

Le 3 novembre la dose de carbonate de créosote est portée à 10 grammes par jour.

A l'auscultation nous constatons la diminution du souffle rude que nous avions entendu la veille à droite. Mais à gauche, à la base, nous percevons *un nouveau souffle doux très limité.* En dehors de ce souffle, il existe des râles crépitants à grosses bulles que l'on entend du reste dans les deux poumons et jusqu'au niveau de l'épine de l'omoplate, avec prédominance dans le poumon droit.

Le lendemain 4 la température s'abaisse sensiblement *et atteint* 37°4. Plus de souffle, il est remplacé par des râles sous-crépitants, d'abord peu nombreux, mais qui augmentent rapidement de telle sorte que le 5 les râles crépitants à grosses bulles sont les seuls signes que l'on constate encore. Les signes généraux se sont amendés, l'état thyphoïde s'est atténué, la torpeur a diminué, le malade répond mieux aux questions qu'on lui pose, le pouls est mieux frappé, les bruits du cœur plus nets, les urines plus claires et plus abondantes. L'amélioration est sensible ; elle ne va que s'accentuant les jours suivants. Le carbonate de créosote est toujours administré à la dose de 10 grammes.

La défervescence complète ne persiste pas, le lendemain 6 la courbe remonte à 39°8, se maintient deux jours encore au-dessus de 39°, puis après quelques oscillations entre 38° et 39° devient et reste normale le 19.

Les signes pulmonaires se sont amendés petit à petit et à cette date les râles et les souffles ont complètement disparu.

Le carbonate de créosote est cependant maintenu par M. le Dr Boy-Teissier qui a repris le service, sans autre médication, puis les doses sont progressivement espacées.

Le malade mange depuis le 20 novembre avec beaucoup d'appétit et répare rapidement les pertes de son organisme. L'amaigrissement qui était considérable est vite remplacé par de l'embonpoint. Le malade n'est déjà plus reconnaissable.

Le 3 décembre il se promène sur la galerie et ne prend plus de carbonate de créosote.

Il est sorti le 31 décembre, complètement guéri, ne se plaignant plus que de quelques douleurs musculaires dans les membres inférieurs.

Cette observation est intéressante à cause de la gravité du cas et des conditions défavorables où se trouvait le malade lorsque le médicament a été donné. On était au vingt et unième jour d'une infection grave avec accidents cardiaques très marqués, et la complication d'une broncho-pneumonie était bien faite pour assombrir le pronostic qui paraissait déjà fatal.

C'est cependant à partir de ce moment que l'amélioration a commencé à se manifester, l'antiseptique paraissant agir aussi bien sur l'infection en cours que sur la complication pulmonaire. Il y a eu tout d'abord une défervescence complète qui ne s'est pas maintenue, mais si la courbe a oscillé

5

ensuite entre 38° et 39°, ces oscillations ont eu l'allure générale du lysis et la guérison pouvait être considérée comme
définitive quinze jours après, c'est-à-dire le laps de temps
que met à évoluer une broncho-pneumonie d'intensité moyenne
survenant chez un individu non affaibli au préalable par une
infection préexistante.

Observation IX

(Due à l'obligeance du Dr Cassoute)

Broncho-pneumonie. — Défervescence complète au cinquième jour de la maladie
et le lendemain de l'administration du carbonate de créosote.

Le jeune P..., âgé d'un an, entre dans le service où nous suppléons
le D^r d'Astros, le 14 août 1898.

Il est malade depuis deux jours et tousse beaucoup. Le 15 au matin la température est à 39°8 avec toux fréquente et dyspnée intense.
A l'auscultation je constate à droite des râles muqueux et sonores et
un foyer de crépitants assez étendu sans souffle vers la région
moyenne. A la base gauche, dans la région axillaire, un souffle assez
rude et des râles de bronchite disséminés.

Le soir le thermomètre est à 40°1.

Le traitement prescrit a été : enveloppements froids toutes les trois
heures, potion au cognac, lait. Les rémissions après les enveloppements ne sont que de 3 ou 4 dixièmes.

Le 16, au matin, la température est à 38°9, le soir encore à 40°1.
Les signes d'auscultation ne se sont pas modifiés, le souffle de gauche
est toujours rude. Le 17 la température est plus élevée que la veille,
39°6 le matin, 40°4 le soir. Cette élévation semble coïncider avec la
formation d'un nouveau souffle, très léger, vers la région moyenne
droite.

Je prescris à ce moment, c'est-à-dire *en présence d'une élévation
de température et de la formation d'un nouveau foyer*, 1 gr. *de carbonate
de créosote* et je supprime les enveloppements.

Le lendemain chute brusque à 37°4 le matin, 38° seulement le soir.
Le souffle en voie de formation à droite ne s'est pas accentué ; quelques râles de retour à gauche.

A partir du 19 la température est toujours restée normale. Le petit malade a été alimenté dès le 20. Les signes d'auscultation se sont rapidement améliorés. Le 24 on n'entendait plus de râles qu'à la toux, à gauche. Il n'y avait plus de souffle, mais la respiration avait un timbre plus rude.

Le malade ne prend plus que 0,50 centigr. de carbonate. Le 26, il n'y a plus de râles, le médicament est supprimé. Le malade peut être considéré comme guéri.

Observation X

(Due à l'obligeance du Dr CASSOUTE)

Broncho - pneumonie. — Défervescence après l'administration du carbonate de créosote. — Suppression trop rapide du médicament suivie de réascension.

Le jeune Novari Natale entre le 16 septembre 1898 dans le service où nous suppléons le Dr d'Astros.

Le 17 au matin, à la visite, l'enfant a une température de 39°6. La nuit a été très agitée, la dyspnée est intense avec respiration saccadée. A l'auscultation un souffle d'intensité moyenne à droite. Râles muqueux et sonores disséminés. J'ordonne 1 gr. de carbonate de créosote. Le soir à six heures 40°2. Le médicament n'a été pris pour la première fois qu'à deux heures.

Le 18 au matin la température est à 39°4, le soir à 38°6. Le souffle a presque complètement disparu, il y a des râles de retour à la place.

Le 19 chute complète à 38°6, c'est-à-dire quarante heures environ après la première absorption du médicament. Les râles sonores ont disparu. Il y a un peu partout des râles à grosses bulles. Au niveau du souffle la respiration est rude. L'enfant ayant eu des urines noires très foncées, je supprime le carbonate de créosote (1). Le lendemain il y a une légère ascension jusqu'à 38° le soir.

Je reprends alors le carbonate de créosote et le thermomètre redescend à 37° le lendemain matin pour se maintenir définitivement au-dessous de 38°. Les râles ont très rapidement disparu.

La guérison est complète le 25.

(1) Nous avons dit précédemment qu'à l'heure actuelle, le Dr Cassoute ne considère plus ce signe comme indiquant une intoxication.

Observation XI

(Due à l'obligeance du Dʳ Cassoute)

Broncho-pneumonie. — Administration du carbonate de créosote. — Amélioration persistante et apyrexie pendant dix jours. — *Suppression* du carbonate de créosote. — *Réascension* progressive et *mort* huit jours après.

Le 8 août 1898 entre au Pavillon Vidal, où nous suppléons M. le docteur d'Astros, la jeune Malvina H..., âgée de trois ans.

Les renseignements obtenus sont vagues. Elle est malade avec de la fièvre et tousse depuis plusieurs jours. L'état général est mauvais; l'enfant est pâle et amaigrie. On entend des râles muqueux à bulles moyennes disséminées des deux côtés. La veille au soir l'enfant a eu 39°5. Le matin, au moment de la visite, elle a eu une défervescence spontanée 37°6. Cependant en présence de ces signes d'auscultation et de l'absence de renseignements notre diagnostic reste hésitant entre une broncho-pneumonie lobulaire arrivée à la période de défervescence et une tuberculose pulmonaire avec infiltration.

Dans la première hypothèse et pour éviter de nouvelles poussées probables (la suite de l'observation a confirmé ce diagnostic) le carbonate de créosote nous semble indiqué. De même si nous nous trouvons en présence d'une tuberculose la médication antiseptique nous paraît également logique. Nous prescrivons alors deux grammes de carbonate de créosote.

Le soir du second jour la température est de 38°3. Le carbonate de créosote n'a pu encore agir complètement car la première dose a été prise à deux heures et la température a été relevée à cinq heures.

Le lendemain matin 37°5.

La surveillante nous informe que l'enfant très capricieuse prend sa potion avec la plus grande difficulté. Dans la journée *elle la refuse et la température monte* le soir à 39°5. La surveillante donne alors le reste de la potion en lavement ainsi que nous le lui avons prescrit. Le lendemain chute à 37°2. Pendant deux jours on continue à donner le carbonate de créosote en lavement, un gramme le matin, un gramme le soir. Le thermomètre ne monte plus. L'état local du poumon est stationnaire.

Le 13, c'est-à-dire cinq jours après l'entrée, nous essayons de nouveau l'absorption par la voie stomacale, et l'enfant plus docile prend son médicament régulièrement, 2 grammes en quatre fois dans les vingt-quatre heures. La température ne dépasse pas 37°8 ou 37°9 le soir ; les râles deviennent à plus grosses bulles. Le 17 la petite malade a des urines très noires. Nous considérions à tort à cette époque ce phénomène comme un signe d'intoxication par analogie avec ce que l'on observe dans l'empoisonnement par l'acide phénique.

Le 18, à la visite, je supprime le carbonate de créosote et j'ordonne une potion au quinquina et du sirop de tolu et de belladone pour calmer la toux encore assez opiniâtre.

Quarante-huit heures après la cessation du carbonate de créosote, le thermomètre remonte à 38°5. A partir de ce moment la courbe suit une marche ascendante et la fillette meurt le 27 avec des températures de 40° et quelques dixièmes, une dyspnée intense, des phénomènes généraux graves, et à l'auscultation une pluie de râles muqueux généralisés dans les deux poumons.

Il y a eu certainement réinfection ou réveil de virulence après la cessation de l'antiseptique, et à l'heure actuelle, où nous sommes convaincu du peu de valeur de la coloration des urines, nous regrettons de ne pas avoir continué la médication.

Observation XII ·

(Due à l'obligeance de M. le Dr Cassoute)

Broncho-pneumonie lobulaire, traitée dès le début par le carbonate de créosote. — Défervescence avec une dose faible au bout de trente-six heures. — Réascension coïncidant avec l'évolution serpigineuse de la lésion pulmonaire non suffisamment enrayée. — Défervescence complète avec une dose moyenne deux jours après. — *Plus de réascension.* — *Durée totale de la courbe thermique, cinq jours.*

La jeune P. Claire, âgée de vingt mois, dont je soigne le frère (voir plus loin l'observation) atteint de broncho-pneumonie, est prise par contagion, deux jours après.

Le 20 janvier au soir les parents me la signalent comme ayant été très abattue toute la journée. La toux est opiniâtre et sèche. La température n'est que de 38°2. A l'auscultation on trouve aux deux bases des ronchus avec quelques râles à grosses bulles.

Redoutant une broncho-pneumonie, l'enfant habitant la même chambre que son frère déjà atteint, je prescris, sans attendre que les symptômes fussent plus caractérisés, 1 gramme de carbonate de créosote, dose assez minime étant donné que l'enfant a près de deux ans, mais mon but en présence des signes légers est plutôt de faire de la prophylaxie.

La nuit est meilleure. Le lendemain 21 la température n'est plus le matin que de 36°8. Les signes d'auscultation n'ont pas varié, mais la journée est loin d'être bonne et le soir le thermomètre monte à 40°. A la visite du lendemain matin les râles ont gagné les deux poumons, ils sont à bulles moyennes. Il n'y a pas de souffle. Cette poussée de température de la veille a coïncidé avec l'envahissement des poumons, malgré cela elle n'est que de 37°4 le lendemain matin et le soir 37°2. Le lendemain matin encore 37°4. Les signes d'auscultation ne se modifient pas, mais étant donné l'absence de température je ne crois pas utile d'augmenter la dose un peu faible, croyant avoir enrayé définitivement l'évolution de la maladie.

Mes prévisions sont fausses. En effet, le 23 au soir, la petite malade étant déjà restée trente heures sans température, j'ai une réascension à 39°, et le lendemain 24 je trouve les râles plus nombreux encore, plus serrés, la respiration plus fréquente.

L'évolution lobulaire n'est pas enrayée. Bien que la température soit normale (37°2), je porte la dose à 2 grammes. Le soir le thermomètre accuse 39°2.

Le 25, malgré l'élévation de la dose de carbonate, 38°1 le matin, 38°6 le soir; mais c'est la dernière journée de fièvre. La nuit est meilleure.

Le 26 je trouve avec une température normale, une respiration moins fréquente et de la diminution des râles surtout du côté droit.

A partir de ce moment, c'est-à-dire le sixième jour de la maladie, le thermomètre ne remonte plus au-dessus de 37°5. L'enfant s'alimente volontiers.

Le 28 je ne trouve plus aux bases, qui ont été les premières prises, que des râles sonores. Les sommets, qui ont été touchés en dernier lieu, présentent encore, mais seulement à la toux, des râles à bulles moyennes.

Le 1er février, il n'y a plus rien à l'auscultation et l'enfant peut être considérée comme définitivement guérie.

Observation XII

(Due à l'obligeance du Dr Cassoute)

Broncho-pneumonie. — Défervescence complète et définitive au cinquième jour de la maladie, trente-six heures après la première dose du médicament.

Le jeune P... (Charles), âgé de trois ans, est malade depuis trois jours lorsque je le vois pour la première fois le 18 janvier au soir. Les parents me disent qu'il se plaint de la tête, a une fièvre ardente et une toux sèche et opiniâtre. Les nuits sont très agitées ; dans la journée il y a de l'abattement très profond ou un délire intense.

Je trouve à l'auscultation des râles sonores disséminés et de nombreux crépitants vers la région moyenne à droite ; à gauche il y a quelques râles muqueux. La température est à 40°3 le soir de ma première visite. Respiration 52.

J'ordonne deux grammes de carbonate de créosote à prendre en quatre fois dans les vingt-quatre heures. Le lendemain nous avons un abaissement notable dans la température 38°6, et au niveau du foyer de crépitants, à droite, est apparu un souffle très net à timbre assez rude. Les autres signes ont persisté et, à gauche, je trouve en plus, au niveau de l'épine de l'omoplate, quelques râles crépitants. Le soir, légère réascension à 39°5. Respiration 34. Malgré cela la nuit est bien meilleure, la toux est moins opiniâtre et il n'y a pas de délire.

Aussi le lendemain, 20 au matin, la chute est complète ; il n'y a plus que 37°. Le souffle est moins rude, on trouve tout autour des crépitants à bulles plus grosses, et à la toux, dans la région du souffle, des crépitants plus fins qui semblent être des râles de retour.

Le lendemain 21 encore amélioration persistante sur toute la ligne ; pas de température, l'enfant réclame impérieusement à manger. Le souffle a disparu ainsi que les râles du côté gauche. On trouve la respiration rude à la place du souffle, et à la toux des crépitants.

Le 23, toujours pas de fièvre, l'enfant s'alimente très bien. La dose de carbonate de créosote est diminuée de moitié, un gramme dans les vingt-qutre heures. Enfin le 26 il n'y a plus rien à l'auscultation, l'enfant s'est levé la veille, dort bien ; l'appétit et les selles sont réguliers. La guérison peut être considérée comme définitive.

Observation XIV

(PERSONNELLE)

Broncho-pneumonie. — Chute de la température au deuxième jour de l'administration du carbonate de créosote. — Guérison.

Le 13 octobre 1898, nous sommes appelé auprès d'un enfant âgé
de treize mois qui tousse déjà depuis trois jours.

La nuit du 12 avait été particulièrement mauvaise ; il avait fallu
tenir constamment l'enfant sur les bras pour lui permettre de mieux
respirer.

Le bébé est chétif; il tète le biberon, sa mère, fille abandonnée,
étant obligée d'aller à la journée.

Au moment où nous le voyons la fièvre est vive 40°1 et la dypsnée
très marquée. A l'auscultation nous entendons des râles sous-crépitants partout; à droite en arrière la respiration est soufflante. Nous
ordonnons un gramme de carbonate de créosote dans une émulsion de
soixante grammes à prendre dans les vingt-quatre heures.

Le lendemain les signes stéthoscopiques sont les mêmes, la fièvre
n'a pas cédé non plus, l'enfant est très agité.

Le 15 nous le revoyons; il a pu prendre quelques heures de repos.
Le thermomètre n'accuse plus quo 38°2; la toux est moins quinteuse
et la respiration se fait mieux quoique un peu forte encore.

Le 16 l'enfant avait dormi sans fièvre de minuit au matin. Les signes
d'auscultation se sont modifiés aussi. On entend encore quelques râles
à droite, à gauche lorsque l'enfant tousse seulement. De ce jour la
température a varié entre 37°2 et 37°6. Pendant une quinzaine de
jours encore nous avons prolongé l'emploi du carbonate de créosote
parce que l'enfant continuait de tousser quelque peu.

Observation XV

(PERSONNELLE)

Broncho-pneumonie chez un enfant de deux ans et demi. — Chute de la température dès le troisième jour de l'administration du carbonate de créosote. —
Guérison au sixième jour.

Le 29 décembre je vois pour la première fois la jeune T... (Rose),
âgée de deux ans et demi. Elle est malade depuis deux jours. La température est à 40°6.

L'enfant tousse, a des nuits très agitées. La respiration est fréquente 65 par minute. L'auscultation révèle des deux côtés, mais principalement aux bases et dans la région moyenne, des sous-crépitants
fins. Ils sont particulièrement nets quand l'enfant fait une forte in-
spiration pour tousser.

J'ordonne immédiatement deux grammes de carbonate de créosote.

Je ne puis, pour des raisons spéciales, voir cette enfant qu'une fois
le soir.

Le lendemain les parents me disent que la journée a été meilleure.
La respiration est en effet moins fréquente et la température n'est plus
que de 39°3. Celle du matin n'a pas été prise. A l'auscultation les râles
se sont disséminés, mais ne sont plus secs et aussi serrés ; on les entend
nettement aux deux temps de la respiration. Il n'y a pas de souffle.

Le lendemain 31 au soir l'amélioration est encore plus évidente ; la
fillette n'a plus que 38°1. La journée a été très bonne ; l'enfant a pris
du lait en quantité et très volontiers. Les signes d'auscultation n'ont
pas varié.

Enfin le 1er il n'y a plus du tout de fièvre. Nous avons la chute en
ligne droite, et rien ne laisse supposer qu'il y ait eu des ascensions le
matin ou dans la journée bien que la température n'ait pas été prise.

Le 3 les signes d'auscultation ont presque complètement disparu et
l'enfant peut être considérée comme guérie.

Observation XVI

(Due à l'obligeance du Dr François, chef de clinique médicale à l'Hôtel-Dieu)

Broncho-pneumonie grave chez un enfant de trois mois. — Chute de la température au quatrième jour de la maladie après la première dose de carbonate de créosote. — Apyrexie définitive et guérison au septième jour.

Le 4 janvier 1899, je vois pour la première fois le jeune D. (Pierre) âgé de trois mois. Il présente un léger point de congestion pulmonaire à gauche avec une température de 38°4. Le lendemain matin la température est encore à 38°4, mais les râles sont plus nombreux à gauche, le soir 38°7. L'enfant a 50 respirations à la minute.

Je prescris des bains chauds à 40° et de légères doses d'alcool. Ce traitement ne modifie pas la courbe, le lendemain matin au contraire nous avons une brusque ascension à 40°1 avec 66 respirations à la minute. On trouve à l'auscultation, disséminées en avant et en arrière des deux côtés, de gros râles muqueux. Aux bases une pluie de crépitants, et au niveau des grosses bronches, à droite et à gauche, deux points avec souffle.

Le Dr Boy-Teissier, médecin des hopitaux, appelé en consultation, confirme mon diagnostic de broncho-pneumonie.

On continue les bains à 40°. Le soir l'enfant présente 40°4 avant le bain et 40°2 après le bain. La respiration est à 70 par minute. Je prescris alors un bain sinapisé toutes les trois heures. Il n'y a après chaque bain qu'un abaissement de quelques dixièmes.

Le lendemain matin, malgré cette médication, la température est encore de 40°2 et 50 respirations. *J'ordonne alors 1 gramme de carbonate de créosote. A quatre heures du soir nous n'avons plus que 39°3 et à huit heures et demie* 38°8 avec 54 respirations.

Le 8 au matin 38°5 et 46 respirations. Les phénomènes d'auscultation s'amendent, les souffles ont presque disparu, les crépitants des bases sont à plus grosses bulles. Le 8 au soir 38° et 42 respirations. Le 9 au matin légère réascension à 38°8, mais pas d'aggravation des signes d'auscultation. J'ordonne un nouveau bain qui abaisse la température à 38°3.

Enfin le soir, pour la dernière fois, le thermomètre marque 38°. L'état général s'améliore rapidement; les jours suivants le thermomètre oscille vers 37°.

Le carbonate de créosote a été admirablement bien supporté ; il n'y a eu aucun signe d'intoxication, les urines sont toujours restées claires. Les fonctions digestives se sont parfaitement accomplies et dès le 10, c'est-à-dire au septième jour de la maladie, le bébé, qui s'était mis régulièrement à téter, pouvait être considéré comme guéri. Les signes d'auscultation ont très rapidement disparu.

Observation XVII

(Due à l'obligeance du Dr PLATON, ancien interne des hôpitaux)

Broncho-pneumonie chez un homme de quarante-cinq ans. — Défervescence rapide après l'administration du carbonate de créosote. — Guérison complète au neuvième jour.

26 janvier 1899. — Appelé au quatrième jour d'une broncho-pneumonie, chez l'ouvrier S..., âgé de quarante-cinq ans, nous constatons une température de 39° avec crachats sanguinolents, râles sibilants et muqueux nombreux dans toute l'étendue des poumons gauche et droit ; au niveau de l'épine de l'omoplate droit un souffle rude. Pouls fréquent, dyspnée accusée depuis vingt-quatre heures environ.

Nous prescrivons une potion avec 6 grammes de carbonate de créosote à prendre toutes les heures.

Pour combattre l'adynamie intense amenant des lypothimies nous ordonnons des granules de strychnine.

Le lendemain 27 janvier la température paraissait normale ; le thermomètre accusait cependant 38° ; les crachats rouillés avaient cessé, les crises axphyxiques ainsi que l'adynamie ne se manifestaient plus.

A l'auscultation le souffle était un peu moins rude, les râles semblaient plus doux. La nuit du 27 au 28 fut bonne relativement puisqu'il y eut deux heures d'un sommeil réparateur.

Le 28 janvier la température est à 37°8. Le pouls est plein et normal, le souffle est doux et à peine prolongé. Les râles sont disséminés dans toute l'étendue des poumons droit et gauche.

Le 30 janvier, c'est-à-dire neuf jours après le début de sa maladie, le malade s'alimente. Le souffle n'existe plus ; à peine quelques râles légers. Plus de température, sommeil régulier et prolongé.

Observation XVIII

(Due à l'obligeance du Dr PLATON, ancien interne des hôpitaux)

Grippe à forme pulmonaire chez une femme de vingt-quatre ans. — Défervescence le premier jour, après l'administration du carbonate de créosote. — Guérison au quatrième jour.

P... (Julie), vingt-quatre ans, 25 janvier 1899. Douleur du côté gauche au niveau de l'épine de l'omoplate depuis trente-six heures. Respiration pénible, expectoration difficile de crachats qui ont été rouillés au début.

Auscultation : matité à la percussion, quelques sibilants et un léger souffle.

Température : 39°6.

Carbonate de créosote 6 grammes.

Le 26, température 37°9 ; douleur diminuée, respiration plus facile.

Le 27, température normale, phénomènes pulmonaires amendés.

Le 28, alimentation, sommeil.

Observation XIX

(Due à l'obligeance du Dr PLATON, ancien interne des hôpitaux)

Grippe à forme pulmonaire. — Chute de la température après l'administration du carbonate de créosote. — Guérison au cinquième jour.

15 janvier. — Mme M... (Eulalie), quarante-trois ans, est alitée depuis deux jours. Malaise général avec brisure des membres. Toux violente avec expectoration difficile, fatigante ; maux de tête, langue sale et saburrale. Température du soir 40°1. A l'auscultation submatité des deux côtés et à la base ; râles nombreux et sonores avec un léger souffle à gauche à la partie moyenne. Constipation gênante.

Traitement : purgatif salin, potion de carbonate de créosote 4 grammes (nous étions au début de cette pratique ; depuis nous donnons 6, 8 et même 10 grammes avec succès). Potion à l'extrait mou de quinquina.

16. — Température à 37°8 ; pouls un peu fréquent. Sédation de tout l'organisme. Souffle disparu, expectoration facile de petit crachats

muqueux ; persistance des râles, moins bruyants cependant que la veille.

20. — Cinq jours après le commencement de notre traitement par le carbonate de créosote cette dame peut se lever, s'alimenter ; les nuits sont bonnes et les phénomènes pulmonaires disparaissent insensiblement.

Observation XX

(Due à l'obligeance du Dr Cassoute)

Un cas de gangrène pulmonaire consécutive à la broncho-pneumonie, guérie par le carbonate de créosote.

Il s'agit d'un enfant de dix ans qui, à la suite de plusieurs poussées de broncho-pneumonie récidivant en un même point du poumon droit, se mit à avoir une haleine et des crachats tellement infects que le séjour dans sa chambre était des plus pénibles pour l'entourage.

La température oscillait entre 39° et 40° ; l'état général s'aggravait, malgré le traitement classique à l'hyposulfite de soude, teinture d'eucalyptus, fumigations phéniquées, etc...

Après six jours de ce traitement je me décidai à employer le carbonate de créosote à la dose de 1 gr. 50 par vingt-quatre heures (1), et quarante-huit heures après la température commençait à diminuer pour atteindre la normale au bout de quatre jours.

En même temps l'haleine devenait moins fétide, les quintes de toux atroces, au milieu desquelles le malade expulsait des crachats, devenaient moins pénibles et de plus en plus espacées. Enfin, une semaine après, la fétidité des crachats et de l'haleine avait complètement disparu.

Cependant, si l'état général devenait meilleur, le souffle et les râles persistaient à l'auscultation. Ces râles étaient à grosses bulles (râles cavernuleux) et l'hypothèse d'un abcès pulmonaire paraissait même assez vraisemblable. Nous ne voulons pas d'ailleurs discuter ici le diagnostic, nous contentant de désigner sous le nom de gangrène pulmonaire une affection se rapprochant de la description classique et

(1) Cette dose est faible pour un enfant de dix ans. Mais cette observation remonte à plus d'un an, et j'étais au début de mes recherches.

caractérisée principalement par la fétidité absolument spéciale des crachats et de l'haleine.

Il nous suffit de noter le résultat thérapeutique dans ce cas où la lésion devait être intense, puisque les signes d'auscultation ne disparurent que trois mois après.

Le carbonate de créosote fut pris pendant toute cette période à la dose journalière de 1 gr. 50. Il n'y eut pas d'interruption pendant les trois premières semaines. A ce moment *on essaya la suppression pendant quelques jours, mais une ascension de température* 38°5 obligea à avoir de nouveau recours au médicament.

Mieux instruit cette fois, il fut continué pendant un mois encore, au bout duquel nous fîmes cesser l'emploi pendant huit jours pour recommencer encore jusqu'à disparition complète des signes d'auscultation.

La tolérance était d'ailleurs si parfaite que l'alimentation fut commencée dès le début, une fois l'apyrexie complète obtenue. Cette alimentation fut très activement poussée et associée à une dose journalière de six cuillerées à soupe d'huile de foie de morue qui ne provoqua jamais le moindre trouble digestif. Guérison complète.

CONCLUSIONS

Il y a lieu de faire l'antisepsie interne, jusqu'à ce jour à peu près complètement négligée, dans le traitement des infections broncho-pulmonaires aiguës.

Le carbonate de créosote, qui présente comme antiseptique tous les avantages de la créosote sans en avoir les inconvénients, semble particulièrement indiqué pour réaliser cette antisepsie. Il n'est en effet ni toxique, ni caustique, et sa saveur n'est pas désagréable.

Comme tous les antiseptiques le carbonate de créosote agit d'autant mieux que l'infection est plus légère et de date récente.

Dans les cas simples, bronchites avec fièvre, congestions pulmonaires aiguës, pneumonies ou broncho-pneumonies d'intensité moyenne on peut avoir, surtout en administrant le médicament au début de la maladie, la chute immédiate de la température, sans ascension consécutive, la disparition rapide des signes d'auscultation et l'amélioration de l'état général.

Dans les cas plus graves, pneumonies ou broncho-pneumonies relevant d'une infection plus intense ou dues à des associations microbiennes, les effets du carbonate de créosote sont très appréciables. On observe dans ces formes ou bien la chute brusque de la température, souvent suivie le lendemain ou le surlendemain d'une ascension qui ne se maintient pas, ou encore une défervescence en lysis plus ou moins régulier. On a alors l'impression qu'une maladie, dont le pronostic semblait fatal, a changé d'allure et, si le diagnostic n'est pas aussi grave, que l'évolution totale a été sensiblement raccourcie en ce qui concerne la courbe thermique, les signes d'auscultation et la convalescence. Dans les bronchopneumonies à forme pseudo-lobaires, la chute de température est plus précoce que dans les formes lobulaires.

Il va sans dire que certaines formes très avancées, gros blocs de pneumonie à hépatisation grise, échappent à la médication antiseptique. On doit cependant toujours l'essayer, car on ne sait pas toujours exactement jusqu'à quel point le poumon est perméable.

Lorsqu'on a obtenu la défervescence le carbonate de créosote doit être continué quelques jours encore jusqu'à disparition complète des signes d'auscultation. En le supprimant plus tôt on aurait très probablement des réascensions comme dans certaines de nos observations. C'est la contre-épreuve du médicament .

Les expectorants, kermès, ipéca, les antithermiques comme la quinine en particulier peuvent être abandonnés. Dans presque toutes nos observations le carbonate de créosote a été donné seul.

Cependant la révulsion, sous forme de bains, enveloppements humides, est un adjuvant qui a trop bien fait ses preuves pour y renoncer d'une façon absolue.

Il en est de même pour la médication tonique du cœur lorsque l'indication existe. Mais les accidents cardiaques ne contre-indiquent pas la médication antiseptique, bien au contraire.

La tolérance du tube digestif est parfaite ; non seulement l'appétit reparaît vite, mais les digestions ne sont pas troublées par l'emploi du carbonate de créosote. En diminuant la durée de l'évolution, en prévenant les rechutes, les formes lentes doivent devenir très rares, de même les infections consécutives , tuberculose , gangrène et les accidents à échéance lointaines, néphrites, cardiopathies, etc.

Le carbonate de créosote agit dans les formes fétides.

Lorsque la courbe thermique n'aura pas été modifiée sensiblement au bout de trois ou quatre semaines, on pourra soupçonner la tuberculose. Le carbonate de créosote sert encore dans ce cas au diagnostic, et il est intéressant d'arriver à cette dernière conclusion : que ce médicament, créé et préconisé pour la tuberculose pulmonaire, agit surtout dans les infections qui ne sont pas de nature tuberculeuse.

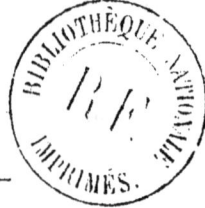

www.ingramcontent.com/pod-product-compliance
Lightning Source LLC
Chambersburg PA
CBHW070810210326
41520CB00011B/1892